DES VARICES ARTÉRIELLES

ET DES

TUMEURS CIRSOÏDES

PARIS. — IMP. DE VICTOR GOUPY, RUE GARANCIÈRE, 5.

DES

VARICES ARTÉRIELLES

ET DES

TUMEURS CIRSOÏDES

DE LEUR TRAITEMENT

SPÉCIALEMENT PAR LES INJECTIONS DE PERCHLORURE DE FER

PAR

Le Docteur J. LABURTHE

Né à Castéra-Verduzan (Gers)

ANCIEN INTERNE EN MÉDECINE ET EN CHIRURGIE DES HOPITAUX DE PARIS

Médaille de bronze de l'Assistance publique (Externat)

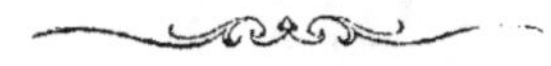

PARIS

P. ASSELIN, SUCCESSEUR DE BÉCHET JEUNE ET LABÉ

LIBRAIRE DE LA FACULTÉ DE MÉDECINE

PLACE DE L'ÉCOLE DE MÉDECINE

1867

DES VARICES ARTÉRIELLES

ET DES TUMEURS CIRSOIDES

De leur traitement, spécialement par les injections de perchlorure de fer.

Le nom d'anévrysme cirsoïde, créé par Breschet, était très-bon à l'époque où l'on donnait au mot anévrysme sa signification rigoureusement grammaticale. Mais, maintenant que les anévrysmes vrais ou par dilatation de toutes les tuniques artérielles ne sont plus admis, on aurait une fausse idée de la varice artérielle si je ne rejetais pas le mot d'anévrysme pour la désigner. Dans la varice, en effet, les trois tuniques artérielles sont le plus souvent intactes.

Définition. — On désigne, sous le nom de varice artérielle, une dilatation des artères superficielles de la tête ou des membres. Ces artères présentent alors des flexuosités plus ou moins considérables. Au centre de ces flexuosités, se trouve une tumeur (qui manque souvent) que M. Robin a désignée sous le nom de tumeur cirsoïde, du grec, *κίρσος*, varice, *εἶδος*, forme. Ces tumeurs cirsoïdes artérielles ont fait l'objet d'un mémoire présenté par mon ancien maître, M. le professeur Gosselin, à l'Académie des sciences, le 7 octobre 1867. Ce travail sera publié dans les Archives au mois de décembre prochain.

Historique. — Le premier cas d'anévrysme cirsoïde, que l'on trouve dans la science, est celui de Vidus Vidius (Freind, *Histoire de la médecine*, 1728). Fallope refusa de l'opérer. Pelletan, dans sa *Clinique chirurgicale*, t. III, rapporte plusieurs cas de varices artérielles. Il faut noter l'observation d'un malade qu'il opéra pour un cancer de l'œil, mais l'examen de la tumeur lui fit reconnaître qu'il n'y avait pas de cancer, et que toutes les membranes de l'œil étaient composées de vaisseaux variqueux, autant la sclérotique et la cornée que les membranes intérieures, au milieu desquelles il n'y avait que le cristallin de reconnaissable, mais devenu opaque. La maladie récidiva plus tard et le malade se brûla la cervelle. Dupuytren a donné, à l'affection qui nous occupe, le nom de varices artérielles. En 1832, Gilbert Breschet proposa, devant l'Académie des sciences, le nom d'anévrysme cirsoïde. Je remplace ce mot par le nom de tumeur cirsoïde. Mais cette dernière appellation ne désigne qu'une partie de l'affection, la portion centrale. En 1851, nous trouvons, à Montpellier, une thèse de M. F. M. Verneuil sur les varices artérielles. Robert a publié, en 1851, un travail dans les *Bulletins de l'Académie de médecine* dans lequel il soutient que le seul traitement rationnel de l'anévrysme cirsoïde de la tête est la ligature de la carotide, opération qu'il considère comme très-bénigne, et que je crois très-dangereuse, comme je le prouverai plus tard par la statistique des faits. Decès, dans sa thèse inaugurale, en 1857, rejette tous les autres traitements, et ne veut que l'ablation de la tumeur à l'aide du bistouri. En 1855, nous trouvons le premier fait de l'injection de perchlorure de fer appliquée au traitement des anévrysmes cirsoïdes par Bourguet d'Aix. A cette nouvelle méthode ne tardent pas à se rallier Verneuil, 1858; Broca, 1858; les chirurgiens allemands et anglais; Gosselin, 1867.

Pour compléter l'histoire de cette maladie, j'ai cherché dans les journaux français et étrangers, et l'on trouvera ci-jointe, dans un index bibliographique, la source où j'ai puisé les observations que je cite dans le courant de ce travail.

PELLETAN. *Clinique chirurgicale*. Tome II.

BRESCHET. *Mémoires chirurgicaux sur les différentes espèces d'anévrysmes*, 1834. Dans les *Mémoires de l'Académie de médecine*. T. III, 1833.

BRESCHET. *Répertoire général d'anatomie*. T. III, p. 183, 1827.

VERNEUIL. *Thèse Montpellier*. 1851, n° 44.

ROBERT. *Bulletins de l'Académie de médecine*. 1851.

DECÈS. 1857. *Thèse*.

VERNEUIL. *Du traitement de l'anévrysme cirsoïde. Gaz. hebdomadaire*. 1858, n° 6.

DEMARQUAY. *Tumeurs de l'orbite*.

DEMARQUAY. *Des anévrysmes intraorbitaires. Gaz. hebdomadaire*. 1859, n° 38.

BROCA. *Anévrysme cirsoïde de l'artère temporale guéri par une seule injection de perchlorure de fer. Gaz. des Hôpitaux*. N° 21, 1858.

BROCA. *Traité des anévrysmes*.

CH. ROBIN. *Mémoire sur l'anatomie des tumeurs érectiles. Gaz. médicale*. 1854, p. 328.

PRAVAZ. *Traitement des anévrysmes par le perchlorure de fer. Thèse*. 1857.

BULLETINS DE LA SOCIÉTÉ DE CHIRURGIE. T. VII, p. 475. *Considérations sur l'action du perchlorure de fer à propos de quatre anévrysmes*. SOULÉ. — T. VIII, p. 227. *Anévrysme cirsoïde de l'artère temporale guéri par une seule injection de perchlorure de fer*. BROCA. — T. VIII, p. 241.

GAZETTE MÉDICALE (1857). *Anévrysme cirsoïde du coude guéri par le chlorure de zinc*. TOLLY.

GAZETTE MÉDICALE (1859).

GAZETTE MÉDICALE (1866).

GAZETTE HEBDOMADAIRE (1858).

PHILIPPEAUX DE LYON. *Remarques sur le traitement des anévrysmes cirsoïdes*.

GAZETTE HEBDOMADAIRE (1865). *Anévrysme cirsoïde du pied*. POLAND.

GAZETTE DES HOPITAUX (1865). *Anévrysme cirsoïde de la face traité par la ligature de la tumeur*.

UNION MÉDICALE (1865). *Dangers des injections coagulantes dans les anévrysmes*.

REVUE DE THÉRAPEUTIQUE (1852). *Remarques sur les anévrysmes cirsoïdes du cuir chevelu. Cas de guérison par la galvano-puncture*.

Gazette médicale (1865). *Anévrysme cirsoïde de l'artère ophthalmique guéri avec les injections de perchlorure de fer.* Bourguet d'Aix.
Lancet (1860). *Traitement de l'anévrysme par anastomose*, par Oliver Pemberton.
Brodie. *Medico-chirurgical Transactions.* T. XV, p. 177.
Braithwaite's retrospect. Vol. XLII, 1860. *Sur la nature et le traitement des nævi*, par M. Holmes Coote. London, *Medical Gazette.* 1850.
Britisch American Journal of med. an phys. sciences (1846).
Braithwaite's (1846). Vol. XIII.
Braithwaite's (1846). Vol. XIV. *Deux cas de Warren.*
Braithwaite's. Vol. XV. *Cas de Wilmot.*
Lancet. *Résultats heureux du traitement d'un cas d'anévrysme par anastomose de l'oreille gauche.* (Prescott Hewet.)
Lancet (1857). *Anévrysme par anastomose dans le flanc.*
Lancet (1857). *Anévrysme par anastomose guéri spontanément.*
Cannstat's (1856).
Cannstat's (1865). Schuh. *Anévrysme cirsoïde guéri par l'injection de perchlorure de fer.*
Follin. *Path. ext.*
Compendium de Chirurgie.
Dictionnaire encyclopédique.
Dictionnaire des Sciences médicales.
Cocteau. *Mémoire sur les varices artérielles des membres. Archives*, 1865. Vol. VI.
Gosselin. *Mémoire sur les tumeurs cirsoïdes artérielles spécialement étudiées chez les adolescents et chez les adultes.* 1867.

Anatomie pathologique. — Dans les autopsies peu nombreuses d'anévrysmes cirsoïdes qui ont été faites, on a trouvé les artères dilatées, leur calibre était triplé, quelquefois décuplé. Leurs parois étaient amincies, s'affaissant sur elles-mêmes quand on les coupait, absolument comme les parois des veines. Dans quelques cas, on a trouvé ces mêmes parois hypertrophiées, comme dans l'observation de Letenneur, de Nantes, et dans une des observations citées par Cocteau. De distance en distance, on trouve des bosselures, des saillies arrondies, ampullaires, en forme de doigt de gant. Ces cavités ne sont autre chose que des anévrysmes sacciformes. En quelques endroits, on trouve des rétrécissements de l'artère, situés entre les bosselures que nous venons de signaler, ce qui donne à l'artère un aspect moniliforme. D'autres fois, on trouve les artères régulièrement dilatées, et la dilatation portant sur toute la circonférence du vaisseau ; ce cas rentre dans ce que Breschet a nommé anévrysme cylindroïde. La paroi interne de ces artères est lisse, unie, ce qui explique pourquoi le sang n'a pas de tendance à s'y coaguler, comme dans les autres anévrysmes. La tunique élastique, tunique fenêtrée sous-jacente à l'épithélium, ne présente aucun dépôt calcaire, athéromateux ; la tunique moyenne, ou musculeuse, est tantôt diminuée d'épaisseur, tantôt hypertrophiée. Au niveau des dilatations, cette tunique est souvent éraillée, ce qui permet à la tunique interne de se mettre en contact avec la tunique externe ou cellulaire, il en résulte alors un petit anévrysme mixte externe. Comme je viens de le dire, on ne trouve pas de caillots dans ces artères dilatées. Les veines qui rapportent au cœur le sang fourni par les artères sont aussi dilatées. Leurs parois sont épaissies, artérialisées, pour ainsi dire. Le sang que l'on trouve dans ces veines ressemble au sang artériel, ce qui provient de ce que, ayant passé dans des capillaires très-dilatés, il n'a pas eu le temps de perdre ses caractères de sang rouge. On n'a pas trouvé de communication latérale entre les artères et les veines, communication qui avait déjà été soupçonnée par Breschet. On peut croire, dit-il, que dans la varice artérielle, il y a communication entre l'artère et la veine, et passage du sang veineux dans l'artère dilatée et variqueuse. Une observation de Pearson porterait à le croire, mais il faut de nouveaux faits pour dissiper les doutes. Nous retrouverons cette hypothèse reproduite par M. le professeur Gosselin, quand nous nous occuperons de l'anatomie pathologique des tumeurs cirsoïdes artérielles. Dans une observation très-remarquable de Breschet, tout le système artériel avait subi une dilatation très-notable, et les parois des artères amincies ressemblaient à des veines. Quand l'anévrysme cirsoïde a donné lieu à des hémorrhagies, on trouve la peau amincie et des ulcérations correspondant aux points par où se sont faites les hémorrhagies. Quelquefois le membre où siége l'anévrysme cirsoïde est hypertrophié, comme on le voit dans la seconde observation du mémoire de Cocteau. Le tibia, du côté de l'anévrysme, est plus long que l'autre de 4 centimètres. La circonférence de cette jambe est plus grande de 5 centimètres. Le pied est aussi plus volumineux, la peau est brunâtre, épaisse, hypertrophiée et rugueuse. Cette augmentation est évidemment due à un excès de vitalité par un afflux plus grand du sang.

Au centre des varices artérielles, surtout quand la maladie siége à la tête, se trouve souvent une tumeur désignée par Robin tumeur cirsoïde artérielle. Laissons la parole à M. le professeur Gosselin.

« J'appelle tumeurs cirsoïdes artérielles ces tumeurs sous-cutanées formées par la dilatation en amas ou en paquet des artères de dernier ordre (ramuscules ou artérioles), précédant les capillaires, tumeurs qui, sous le nom de tumeurs fongueuses sanguines artérielles, tumeurs érectiles artérielles, anévrysmes par anastomoses, varices artérielles, anévrysmes cirsoïdes, ont été confondues le plus souvent avec la dilatation des capillaires (nævi) et celles des troncs et des branches. »

Le premier examen de ces tumeurs que l'on trouve est celui fait par un chirurgien anglais, Lawrence, qui avait enlevé une tumeur cirsoïde de la lèvre. Cette tumeur fut injectée au mercure. Elle était composée d'artères qui auraient dû être du volume d'une épingle et qui étaient dilatées dans l'étendue d'un pouce sous forme de sinus et de canaux égalant en diamètre l'artère radiale d'un adulte. Elles communiquaient librement les unes avec les autres, ce qui justifie bien le nom d'anévrysmes par anastomose que John Bell avait donné à ces tumeurs. Ces artères étaient logées dans le tissu normal de la lèvre à laquelle elles adhéraient par un tissu aréolaire lâche. Sur la surface de section de la tumeur on remarqua les orifices des artères dont quelques-unes d'un volume considérable. Les parois des artères dilatées étaient minces; mais, à l'examen microscopique Lawrence n'a rien pu découvrir d'anormal dans leur structure.

M. Robin a examiné une de ces tumeurs, et c'est avec ce fait et avec ceux qu'il a examinés sur le vivant, que M. Gosselin fait l'histoire anatomo-pathologique de ces tumeurs. Les vaisseaux pulsatiles de ces tumeurs, dit-il, et par cela même considérés avec raison comme artériels, n'appartiennent pas à la peau, mais au tissu conjonctif sous-cutané, tandis que les nævi sont formés par l'ectasie des vaisseaux de la peau elle-même, et pourtant M. Gosselin admet qu'une tache cutanée précède quelquefois la tumeur sous-cutanée. La dilatation porte sur les vaisseaux que l'on appelle en anatomie classique ramuscules ou artérioles. La différence qui existe entre les nævi et ces tumeurs, c'est que les nævi ne sont pas pulsatiles, tandis que les tumeurs cirsoïdes le sont; du reste ces deux lésions peuvent exister simultanément, ou l'une peut précéder l'autre, et le nævus se convertir en tumeur cirsoïde, comme on en a observé plusieurs exemples. S. Cowper fait remarquer que le nævus ordinaire est de la même nature que les anévrysmes par anastomoses ou bien qu'il a une grande analogie avec eux.

Ces ramuscules peuvent acquérir un développement considérable, les uns sont gros comme des plumes d'oie, les autres comme des vers de terre, et les circonvolutions qu'ils décrivent indiquent une augmentation notable dans leur longueur.

Ces artérioles forment des amas ou paquets que l'on ne trouve pas quand il s'agit de la dilatation d'artères plus considérables, et c'est un point que les auteurs n'avaient pas éclairci avant M. Gosselin. Ces tumeurs prédisposent aux hémorrhagies, tandis que celles-ci ont lieu moins souvent quand les dilatations artérielles sont isolées les unes des autres. Il va sans dire que ces artère flexueuses sont unies les unes aux autres par un tissu conjonct lâche, ce qui explique la facilité avec laquelle ces tumeurs peuven être déprimées.

Dans son mémoire, M. Gosselin se demande s'il n'entre pas dans la composition de ces tumeurs quelques veines, et si ces veines n'ont pas des communications avec les artérioles dilatées, en un mot n'y trouve-t-on pas des anévrysmes artérioso-veineux, ce qui aurait rapport à la variété de tumeur que le professeur Roux a appelée mixte pour la différencier des tumeurs érectiles artérielles et veineuses. Michon le pensait et il s'appuyait sur l'existence du bruit de souffle continu avec renforcement analogue à celui de l'anévrysme variqueux. M. Robin dans l'analyse de sa tumeur n'a pas trouvé cette communication des deux systèmes vasculaires, et cependant M. Gosselin ne semble pas éloigné de les admettre.

Du reste, qu'importe pour le traitement, puisqu'il est le même! La guérison peut être amenée dans les deux cas par les injections de perchlorure de fer.

Dans le cas observé chez M. Désormeaux, que je cite à la fin de mon travail, le bruit de souffle a été tantôt intermittent, tantôt continu avec redoublement, ce qui porterait à penser, avec Michon, qu'il y entre un élément veineux. Il serait à désirer qu'un nouvel examen de ces tumeurs vînt éclaircir ce point de la question.

La tumeur cirsoïde artérielle est beaucoup plus dangereuse que les varices artérielles qui l'environnent et qui y aboutissent, car c'est par elle que se feront les hémorrhagies qui mettent les jours du malade en danger, c'est aussi vers elle que le chirurgien doit diriger ses efforts. Avec la tumeur disparaîtront bientôt les varices artérielles environnantes, comme l'a très-bien démontré le docteur Decès dans sa thèse, ce qui fait que ces varices n'ont, en définitive, qu'une importance secondaire. On a observé les varices artérielles sur les iliaques, les carotides, les brachiales, les fémorales, les tibiales, ou sur les vaisseaux moins grands encore, les occipitales, les auriculaires, les radiales, les cubitales, sur les arcades palmaires et plantaires, et enfin souvent sur l'artère ophthalmique. Je n'ai trouvé qu'une observation de varices artérielles sur le tronc, elle est citée dans la *Lancette anglaise* de 1857. La tumeur était située dans le flanc droit, M. Erichsen a guéri le malade au moyen de la ligature.

Étiologie (*évolution*). — Les varices artérielles et les tumeurs cirsoïdes sont souvent précédées par un nævus dont les vaisseaux se dilatent peu à peu et arrivent graduellement jusqu'à la varice. Chez d'autres sujets on ne peut invoquer qu'une prédisposition particulière à l'ectasie du système vasculaire.

Chez beaucoup de malades et en particulier chez celui que j'ai observé dans le service de M. Désormeaux, l'affection reconnaît pour cause une violence extérieure. Miller, dans ses principes de chirurgie, mentionne une varice artérielle de l'indicateur gauche survenue chez un peintre qui rapportait la lésion à la pression de sa palette. Quoi qu'il en soit, comme le fait remarquer M. Gosselin, la maladie ne se développe le plus souvent qu'à l'âge adulte. L'affection semble sommeiller pendant l'enfance; cependant dans une observation tirée de la *Lancette anglaise*, à propos d'un anévrysme cirsoïde que portait une jeune fille de seize ans, et qui a été opérée par M. Canton, je trouve que la tumeur existait depuis la naissance, et qu'à l'âge de deux ans elle a présenté des battements manifestes. La jeune fille a eu des hémorrhagies qui se sont renouvelées six ou sept fois. On en trouve une seconde sur un garçon de cinq ans. Dans un cas d'anévrysme traumatique de l'orbite gauche, M. Collard, de Berne, est disposé à admettre qu'il y avait seulement une dilatation de l'artère ophthalmique et de ses divisions causée et entretenue par un état morbide du ganglion ophthalmique qui fournit aux artères de l'œil des filets vaso-moteurs. Le ganglion aurait été paralysé, et quand la paralysie a cessé, les artères sont revenues sur elles-mêmes. Le malade a guéri spontanément.

En serait-il du système circulatoire comme du système nerveux et certaines de ses affections ne débuteraient-elles pas par la périphérie comme pour les nerfs? La tumeur cirsoïde artérielle débute par l'extrémité terminale des vaisseaux, et si l'on parvient à détruire la lésion locale, la maladie est enrayée, et si au contraire on l'abandonne à elle-même, on voit la dilatation envahir progressivement les branches et les troncs artériels.

Un Allemand, Crowfoot, a émis l'hypothèse que cette affection tenait à une inflammation de la tunique externe des artères avec oblitération consécutive des *vasa vasorum*.

Il repousse tout traitement chirurgical et surtout la ligature.

Les tumeurs cirsoïdes pourraient-elles survenir après de violents efforts? Nous trouvons dans le *Braithwaite's retrospect*, un cas traité par Syme, dans lequel la tumeur avait apparu après un accouchement. Elle était située près de l'oreille. On y trouve aussi un cas de Gibson, de Philadelphie, qui a rapport à une large tumeur pulsatile située du côté droit de la tête et appartenant à une femme enceinte. La maladie était congénitale et avait beaucoup augmenté pendant la grossesse.

Scarpa, Corvisart ont admis que les affections scorbutiques, syphilitiques exercent une action spéciale sur les membranes artérielles et les rendent susceptibles de se dilater. Hogdson a remarqué aussi dans sa pratique que les personnes atteintes d'affections vénériennes étaient plus souvent affectées d'anévrysmes; Richerand joint à ces causes l'abus des boissons alcooliques et l'action de certaines exhalaisons délétères. Quelques auteurs citent encore les émotions morales vives.

Symptômes. — Les symptômes que présentent les varices artérielles passent le plus souvent inaperçus au début de l'affection. Le médecin n'est consulté que très-tard, lorsque la tumeur est formée et commence à éveiller l'attention du malade.

Dans quelques cas, comme je l'ai déjà dit, la maladie est précédée par un nævus qui s'accroît peu à peu. Quand elle est arrivée au point de former une tumeur assez grosse pour être remarquée par le malade et assez facilement saignante pour compromettre ses jours, les symptômes qu'elle présente sont presque tous de l'ordre physique.

On aperçoit des artères qui sont dilatées et présentent de distance en distance de petits renflements ampulliformes. Leur longueur est plus grande qu'à l'état normal et elles sont légèrement flexueuses, peu à peu ces flexuosités augmentent, se rapprochent, les différentes circonvolutions qu'elles forment viennent à se toucher et constituent la tumeur centrale.

Celle-ci est plus ou moins considérable, elle présente des bosselures arrondies, elle est molle, fluctuante, sa partie centrale est la plus proéminente et sa périphérie se confond insensiblement avec les parties voisines. On aperçoit des mouvements d'expansion qui la soulèvent.

Si l'on applique la main sur la tumeur, on sent des pulsations isochrones au pouls, on a aussi la sensation de paquets de vers, de ficelle, comme dans les varices du cordon. En comprimant un peu, on sent la tumeur se vider, le sang la remplit de nouveau aussitôt que la compression cesse. On sent aussi un thrill particulier qui disparaît promptement.

A cette tumeur viennent aboutir, comme nous l'avons dit, des artères flexueuses, serpentines et plus ou moins dilatées.

Dans les régions où l'affection repose sur des os, ceux-ci sont creusés par les pulsations continuelles des artères, et la main sent parfaitement des sillons, des cannelures plus ou moins profondes intéressant les os. Les os peuvent être détruits de telle façon que le sang se fraie un passage à travers leur épaisseur et qu'il s'épanche dans la cavité crânienne pour y produire la compression du cerveau et la mort. Verneuil, de Montpellier, a vu un cas de ce genre dans l'hôpital de la marine de Rochefort, en 1846. M. Clémot fit appliquer au malade une capeline dextrinée, de manière à former une calotte solide pressant également sur tous les points de la tête, en même temps que des petites plaques métalliques recou vertes de peau, comprimaient les temporales au-devant de l'oreille. Ce traitement fut continué pendant six mois, et il a été probablement une des causes de l'usure des os, qui a permis au sang de s'épancher dans l'intérieur du crâne.

Quand on ausculte la tumeur avec l'oreille nue ou armée du stéthoscope, on entend un bruit de souffle tantôt intermittent, tantôt continu avec redoublement, tantôt continu saccadé, et cela sur la même tumeur, ce qui paraît venir de ce que l'on comprime plus ou moins avec le stéthoscope. On peut en effet produire les deux bruits à volonté. M. Robert a comparé au bruit d'un rouet le bruit continu qu'il a eu plusieurs fois l'occasion de constater. Il ajoute que ce bruit se fait entendre dans tous les vaisseaux dilatés, qu'il se prolonge dans les carotides et quelquefois même jusque dans l'aorte. Lorsque la maladie est bornée à un seul côté de la tête, la compression de la carotide primitive de ce côté fait cesser les mouvements d'expansion et les bruits; mais, lorsque la dilatation porte également sur les artères des deux côtés, il faut comprimer les deux carotides pour obtenir le même résultat.

Le bruit continu avec redoublement, tel qu'on le trouve dans les anévrysmes artérioso-veineux, serait-il dû à une communication insolite entre les artères dilatées et les veines, comme l'a pensé Michon? Nous avons vu qu'il fallait de nouvelles recherches anatomo-pathologiques pour éclaircir ce point obscur de la question.

Les chirurgiens anglais me paraissent avoir employé un mot qui exprime heureusement la sensation que produit à l'oreille le bruit de souffle intermittent des varices artérielles. Ils le désignent par le mot *whizzing*. J'ai retrouvé ce terme dans presque toutes les observations des auteurs anglais, dans celles de Fraser, de Syme, de Eardalle, etc.

Ce bruit de sifflement est perçu par le malade et d'une manière tellement forte dans quelques cas qu'il l'empêche de se livrer au sommeil. Il ressent aussi parfois une céphalalgie très-intense en même temps qu'il éprouve des éblouissements. Un des malades de M. Gosselin éprouvait de temps à autre, surtout dans les moments où une hémorrhagie se préparait, une sensation de bouillonnement assez incommode.

Quand la maladie siége dans l'orbite, les troubles fonctionnels sont plus considérables et ils ont surtout rapport à l'exercice de l'organe de la vision. Ainsi outre une exophthalmie plus ou moins considérable il existe de la diplopie. La vue est affaiblie, comme on le remarque dans l'observation que je cite à la fin de mon travail.

Je crois qu'il n'est pas hors de propos de discuter ici l'opinion de M. Demarquay relativement à l'existence des varices artérielles et des tumeurs cirsoïdes dans l'orbite.

M. Demarquay dit, dans son ouvrage sur les tumeurs de l'orbite, que toutes les observations de tumeurs érectiles artérielles ou d'anévrysmes par anastomose de l'orbite ont reçu jusqu'à ce jour une fausse interprétation. Il s'agissait probablement de tumeurs anévrysmales.

Quelques lignes plus loin il dit que l'anévrysme proprement dit est difficile à comprendre dans l'orbite en raison du petit calibre de l'artère ophthalmique et de ses branches. On conçoit plus aisément une dilatation totale, une varice artérielle de ces vaisseaux qu'un anévrysme avec sac. M. Demarquay se contredit, il vient de nier les anévrysmes cirsoïdes.

Langenbeck et Rosas citent des cas d'anévrysmes de l'artère ophthalmique. M. Demarquay dit qu'on a fait confusion avec l'anévrysme par anastomose !

Le seul cas authentique d'anévrysme de l'artère ophthalmique serait celui de Guthrie. M. Demarquay dit que les symptômes ressemblaient à ceux de l'anévrysme par anastomose !

M. de Graefe rapporte un cas d'anévrysme de l'artère centrale de la rétine, M. Demarquay dit que la description se rapporte à une ampliation générale de l'artère plutôt qu'à un véritable anévrysme.

La plupart des faits que M. Demarquay appelle anévrysmes diffus ont été présentés sous le titre d'anévrysmes par anastomose. La première observation appartient à Travers en 1804. M. Demarquay l'appelle erreur initiale.

Il n'existe, dit-il, aucune autopsie, mais M. Demarquay n'en a pas pour prouver le contraire. C'est une tradition de les appeler anévrysmes par anastomose. La tradition, quand elle vient d'hommes tels que ceux que je viens de citer, me semble respectable.

Les anévrysmes cirsoïdes ne viennent-ils pas aussi sous l'influence de causes traumatiques? Ne viennent-ils pas sous l'influence de causes prédisposantes ?

Je continuerai donc à considérer les faits des auteurs que je viens de citer comme des exemples de tumeurs cirsoïdes.

Marche. — Ces tumeurs se développent ordinairement avec lenteur, on les a vues cependant atteindre en peu de jours un volume considérable. A mesure qu'elles se développent, la peau qui les recouvre se tend, s'amincit et devient le siége d'ulcérations rebelles qui plus tard peuvent donner lieu à d'abondantes hémorrhagies. La maladie peut encore arriver à un certain degré, s'arrêter et demeurer longtemps stationnaire sans causer d'accidents.

L'hémorrhagie est le symptôme le plus redoutable des tumeurs cirsoïdes. Les artères finissent par adhérer à la peau, et celle-ci, distendue à chaque instant par leurs pulsations, s'amincit, s'ulcère et laisse échapper le sang artériel qui s'écoule quelquefois avec une très-grande abondance. La compression arrête l'hémorrhagie et la petite ulcération se cicatrise pour un temps plus ou moins long. Mais le moindre coup, la moindre chute ouvre un nouveau passage au sang et le malade se trouve toujours dans l'imminence d'un grand danger. Ces hémorrhagies l'épuisent, il devient anémique.

Il n'ose plus goûter le repos qui lui est nécessaire, de peur que le sang ne parte pendant son sommeil, comme cela arrivait au malade de Decès, et sa triste existence ne tarderait pas à se terminer par la mort si l'art ne venait pas intervenir. Ce n'est pas à dire pour cela que la maladie ne puisse guérir spontanément, mais je n'en ai trouvé que deux cas. Le premier est celui d'un marquis espagnol dont parle J. Cloquet. Le second est tiré de la *Lancette anglaise.* La tumeur avait un siége inusité à la partie interne de l'épaule gauche sur la surface du grand pectoral chez un garçon de cinq ans. Elle était congénitale. On voyait quelques éruptions sur la peau qui la recouvrait. Elle guérit spontanément.

Diagnostic. — Les varices artérielles et les tumeurs cirsoïdes ne sont pas difficiles à reconnaître quand elles sont arrivées à une période assez avancée. Au début de la maladie, surtout quand il n'existe pas de nævus, on peut avoir quelque peine à les soupçonner. Ce qui les caractérise c'est la présence d'une tumeur, avec un bruit de souffle, elle se vide facilement par la pression et présente des pulsations caractéristiques ; à cette tumeur viennent aboutir des artères dilatées, serpentines.

Les maladies avec lesquelles on pourrait les confondre ne sont pas nombreuses. Je citerai les anévrysmes artériels ordinaires, les anévrysmes artérioso-veineux, l'encéphalocèle, le cancer hématode et dans quelques cas les phlegmons, surtout quand on a affaire à des tumeurs cirsoïdes de l'orbite. J'éliminerai d'abord les varices veineuses, comme elles ne présentent pas de pulsations ni de bruit de souffle, il est impossible de les confondre avec les varices artérielles.

Les anévrysmes artériels se trouvent habituellement dans des régions où l'on ne rencontre pas souvent des tumeurs cirsoïdes. Celles-ci affectent les artérioles et les ramuscules artériels, tandis que ceux-là se trouvent sur les artères de premier et de second ordre. Les anévrysmes sont pulsatiles, c'est vrai, mais ils ne peuvent être vidés par la pression à cause de la présence de caillots dans leur intérieur. Ils ne forment qu'une seule tumeur assez régulière, tandis que les tumeurs cirsoïdes sont bosselées et multilobées. Enfin les artères qui aboutissent à l'anévrysme ne sont pas dilatées comme celles qui aboutissent à la tumeur cirsoïde.

La présence d'un souffle continu avec renforcement pourrait faire confondre l'anévrysme artérioso-veineux avec les tumeurs cirsoïdes. Mais l'anévrysme variqueux se trouve forcément sur le trajet de veines et d'artères d'un assez gros calibre, il est toujours précédé par une cause vulnérante, il ne forme qu'une seule tumeur allongée dans le sens de l'artère et non bosselée.

Les anévrysmes artério-veineux se compliquent quelquefois de la dilatation de plusieurs artères, et de plusieurs veines pulsatiles. Mais en exerçant une compression sur le point où la maladie a débuté, les caractères de l'anévrysme artério-veineux disparaissent et ceux des varices artérielles ne sont pas sensiblement modifiés.

La marche des deux maladies nous fournira aussi des caractères propres à éclaircir le diagnostic. Dans l'anévrysme artério-veineux, quand la tumeur formée sur le lieu de la blessure a acquis un certain volume, elle demeure stationnaire et ce sont alors les veines voisines qui subissent la dilatation. Cette lésion ne s'accompagne d'aucun accident grave. Les varices artérielles, au contraire, ont une marche toujours envahissante, les tumeurs qu'elles forment s'accroissent continuellement et deviennent le siége d'ulcérations rebelles qui donnent lieu à d'abondantes hémorrhagies.

Les tumeurs cirsoïdes ont été confondues avec l'encéphalocèle. Les deux tumeurs peuvent se trouver dans les mêmes régions, elles sont toutes les deux pulsatiles et réductibles. L'encéphalocèle peut présenter un bruit de souffle comparable à celui des varices.

Mais M. Gosselin, dans son mémoire, nous donne de bons signes pour les différencier. La tumeur cirsoïde, dit-il, est moins nettement circonscrite et donne à la main qui l'explore une sensation de varicosités que ne donne pas l'encéphalocèle. La compression d'une seule carotide arrête quelquefois les pulsations de la tumeur cirsoïde. Il faut la compression des deux carotides pour modifier les pulsations de l'encéphalocèle, et encore cette compression n'a-t-elle qu'un effet momentané; au bout de quelques instants les battements reparaissent parce que les vertébrales continuent d'entretenir le courant sanguin auquel sont dues ces pulsations. Mais ce qui sert surtout à établir le diagnostic et ce qui le rend facile, c'est la considération de l'âge; quand il s'agit d'un encéphalocèle, on n'attend pas dix-huit, vingt, vingt-cinq ans et plus pour consulter ; la tumeur est reconnue dans l'enfance, et c'est sur un enfant qu'on nous demande notre avis. Au contraire, la tumeur cirsoïde artérielle n'amène les malades auprès de nous qu'à un âge plus avancé.

Dans les cas où des tumeurs cirsoïdes ont été rencontrées chez des enfants, elles occupaient un espace beaucoup plus considérable que l'encéphalocèle et puis des artères dilatées venaient y aboutir.

Les cancers hématodes pourraient être confondus avec les tumeurs cirsoïdes, ils ont des battements d'expansion comme elles, mais ils ne sont réductibles qu'en partie dans quelques cas; ils donnent quelquefois lieu à un bruit de souffle intermittent; mais ces tumeurs occupent presque toujours le squelette où la présence des varices artérielles peut être mise en doute, malgré l'assertion de Breschet, car je n'en ai pas trouvé d'observation. Les cancers hématodes peuvent à la rigueur se trouver dans l'une des régions où l'on observe des tumeurs cirsoïdes. On aura pour les diagnostiquer les signes généraux de la maladie cancéreuse. La tumeur hématode n'est jamais que très-incomplétement réductible, puisqu'elle renferme toujours une masse solide considérable.

On peut confondre les tumeurs cirsoïdes de la cavité orbitaire avec les phlegmons rétro-oculaires. Dans l'observation que je cite *in extenso* à la fin de mon travail, on voit que, le jour de l'entrée du malade à l'hôpital, l'œil était fortement projeté au dehors, il y avait un chémosis énorme, et l'on sentait de la fluctuation. Il était aisé de se tromper et de diagnostiquer un phlegmon. Quelques jours après, cet état inflammatoire tomba, on aperçut des artères dilatées, serpentines sur le front, on sentit les battements, et l'auscultation fit découvrir le bruit de souffle caractéristique.

Pronostic. — Il ressort évidemment de tout ce que j'ai dit dans le courant de ce travail que les varices artérielles sont une maladie très-grave. Mais il faut distinguer; quand il y a tumeur cirsoïde, le malade court de grands dangers à cause de l'imminence des hémorrhagies; s'il y a seulement des artères dilatées et flexueuses, sans tumeur, le danger est bien moindre, car les hémorrhagies sont moins à craindre. On ne trouve dans la science, comme je l'ai dit précédemment, que deux cas de guérison spontanée de l'affection qui m'occupe.

Traitement. — M. le docteur Decès dans sa thèse admet cinq méthodes de traitement pour les varices artérielles : 1° la méthode expectante ; 2° la compression ; 3° la ligature des artères afférentes et émergentes ; 4° la ligature du tronc ou de tous les troncs qui fournissent les artères dilatées ; 5° l'ablation.

Probablement M. Decès n'a pas eu connaissance d'un cas d'injection au perchlorure de fer, dans un cas d'anévrysme cirsoïde, par Bourguet, d'Aix, ni d'un autre antérieur, celui de Brainard, de l'Illinois, où la matière de l'injection fut le lactate de fer, car il n'en a pas parlé dans sa thèse.

On peut ajouter à ces cinq méthodes les quatre suivantes : 6° destruction avec les caustiques ; 7° destruction avec le cautère électrique ; 8° applications externes de perchlorure de fer ; 9° enfin injections faites avec le même liquide.

L'expectation a été rejetée par tous les chirurgiens, cependant elle a réussi dans les deux cas dont j'ai parlé. Si nous avons affaire à une tumeur cirsoïde, je ne la conseillerai jamais ; mais, si nous avons affaire seulement à de grosses artères dilatées et serpentines, que j'appelle plus spécialement varices artérielles, je n'hésiterai pas à l'employer, à moins qu'il n'y ait des hémorrhagies.

La compression peut être employée d'abord, elle le sera toujours provisoirement pour arrêter les hémorrhagies. Quand elle a été employée d'une manière exclusive, elle a été inutile et impuissante entre les mains de Bonnet, de Lyon, et nuisible manifestement chez le malade de M. Clémot dont j'ai parlé plus haut. D'ailleurs c'est un moyen très-douloureux que les malades supportent difficilement. Elle doit donc être rejetée comme méthode générale et réservée exclusivement pour parer aux hémorrhagies.

Ligature des artères afférentes et émergentes. — Elle a été inutile dans la plupart des cas où elle a été employée, car la circulation se rétablissait malgré de nombreuses ligatures. Il est du reste presque impossible de la pratiquer convenablement, parce que l'on ne peut pas trouver toutes les artères qui se rendent à la tumeur. Il en échappera toujours quelqu'une plus ou moins déliée qui ramènera le sang.

Ligature de la carotide primitive. — C'est une opération très-dangereuse, quoi qu'en disent plusieurs chirurgiens. Du reste la statistique est éloquente. M. Broca connaît vingt-deux cas de ligature de la carotide dans lesquels les malades ont été emportés par des accidents cérébraux (des congestions ou des épanchements) tantôt lentement, tantôt très-rapidement. Celui qui a vécu le plus longtemps a vécu soixante-neuf jours. Ce résultat n'est pas de nature à encourager les praticiens. Dans les cas de guérison que l'on cite, il est remarquable que les résultats heureux ont été plus fréquents pour les tumeurs situées dans l'orbite que pour celles qui occupaient d'autres parties de la tête. En effet, on sait que l'orbite a un système circulatoire à part, alimenté par la seule artère ophthalmique et dépourvu de communications tant soit peu larges avec le reste de l'appareil vasculaire. Dans quelques cas la tumeur fut seulement arrêtée dans ses progrès ou subit une diminutiou plus ou moins marquée. Enfin il existe sans doute de nombreuses observations malheureuses qui ne sont pas venues à la connaissance du public, et pourtant, dans celles que l'on connaît, le nombre des malades morts à la suite de la ligature dépasse celui des malades guéris.

Je pense que cette opération doit être regardée comme une ressource extrême, qu'on ne doit l'employer que lorsque les autres moyens ont échoué, les injections de perchlorure de fer par exemple, ou lorsque la tumeur est inaccessible aux injections et que des hémorrhagies graves menacent les jours du malade.

M. Decès cite dans sa thèse de nombreux cas de guérison de varices artérielles par l'ablation de la tumeur. Je suis d'avis qu'il faut préférer à l'ablation les injections de perchlorure de fer, et la réserver pour les cas peu probables où celles-ci ne réussiraient pas. Je me range, en parlant de la sorte, à l'opinion de MM. Broca, Verneuil et Gosselin. Les autres méthodes, destruction avec les caustiques, destruction avec le cautère électrique, applications externes de perchlorure de fer, n'ont pas encore reçu leur consécration de l'expérience. Je pense qu'on doit leur préférer les injections. Les applications externes de perchlorure de fer pourraient peut-être convenir plutôt chez les enfants, qui ont la peau plus fine que les adultes.

La première injection destinée à coaguler le sang dans les varices artérielles est due à Brainard, de l'Illinois. Il employa le lactate de fer.

Deux ans plus tard, en 1855, Bourguet, d'Aix, employa les injections de perchlorure de fer dans un cas de varices artérielles de l'artère ophthalmique chez une jeune fille de douze ans. Broca les employa aussi en 1857. Depuis on trouve des observations de varices artérielles traitées de cette manière par von Pitha, Schuhe en Allemagne, Alphonse Guérin, Maisonneuve, Gosselin, Désormeaux en France. Les chirurgiens anglais ne sont pas restés en arrière.

M. Gosselin démontre dans son mémoire que ce traitement convient surtout à la variété de tumeur artérielle qu'il décrit, c'est-à-dire celle qui est due à l'ectasie des ramuscules sous-cutanés, et que l'on a le plus souvent à traiter chez les adolescents et chez les adultes. Il pose les règles opératoires d'une façon plus précise qu'on ne l'a fait jusqu'à présent et appelle l'attention sur certains phénomènes et accidents consécutifs dont on ne s'est pas encore occupé.

C'est en 1851 que Pravaz découvrit l'action du perchlorure de fer sur l'albumine et qu'il créa la méthode des injections coagulantes. En 1852, il fit ses premières expériences sur les animaux en présence de Lallemand et de M. Pétrequin. La première application sur l'homme a été faite pour un anévrysme de la région sus-orbitaire le 4 février 1853. A partir de ce moment, elle a pris véritablement rang dans la science.

C'est cette méthode que j'ai vu appliquer aux tumeurs cirsoïdes par mon ancien maître, M. Gosselin, et M. Désormeaux, dont j'avais l'honneur d'être l'interne.

Le seul instrument indispensable à l'injection du perchlorure de fer dans les artères dilatées est la seringue de Pravaz.

Application de la méthode des injections. — La tumeur doit être située autant que possible dans une région où il soit possible d'établir une compression exacte sur les artères qui y arrivent et qui en partent. Sans cela, en effet, les petits caillots formés par chaque goutte de perchlorure seraient entraînés, dans la majorité des cas, par l'ondée sanguine et iraient produire la gangrène du membre. S'il y avait de très-grosses artères, les doigts d'un aide ne suffiraient pas toujours pour amener la compression ; car, au bout de quelques minutes, il peut arriver que la main se fatigue et laisse échapper l'artère. Pour éviter ces accidents, on pourrait recourir à des instruments spéciaux tels que le tourniquet de Dupuytren. La compression doit être continuée au moins dix minutes après l'opération.

La compression une fois établie et après s'être assuré du bon état de la seringue, et spécialement du piston, on remplit la seringue de Pravaz d'une solution de perchlorure et on procède à l'opération.

La solution que l'on doit employer de préférence est celle qui marque 15 à 20 degrés à l'aréomètre de Baumé. On a remarqué que, sous l'influence d'une solution trop concentrée, le coagulum produit dans le sang devient granuleux, presque pulvérulent, semblable à du marc de café. Si l'on augmente encore la dose du perchlorure, le caillot finit par perdre sa consistance et semble se dissoudre en partie dans un excès de sel ferrique. Il est à remarquer aussi que les solutions au-dessous de 15 degrés, quel que soit le nombre des gouttes employées, ne donnent plus que des caillots mous et sans consistance.

MM. Giraldès et Goubaux donnent la préférence à la solution à 20 degrés, parce qu'elle produit sur le vivant un caillot plus volumineux et exerce moins d'action sur les parois artérielles.

De préférence au trocart, on peut se servir de la canule-trocart. On l'enfonce perpendiculairement dans les tissus jusqu'à ce qu'une notable diminution de la résistance et la possibilité de faire exécuter à l'instrument des mouvements de latéralité permettent de supposer que la pointe est arrivée dans l'artère. Du reste, on en est sûr si du sang artériel s'écoule en jet par le pavillon de la canule. Si le sang ne s'écoule pas, on recommence, car il peut arriver ou qu'on est allé trop profondément, et que l'artère a été traversée de part en part, ou bien qu'on n'est pas arrivé jusqu'à elle.

Quand le sang artériel s'écoule, on visse rapidement la seringue au pavillon de la canule et l'on fait exécuter au piston trois ou quatre demi-tours qui ne doivent pas entrer en ligne de compte, car ils sont destinés à remplir la canule. Lorsqu'on se sert de la canule Lenoir, comme elle est remplie d'avance de perchlorure, on compte immédiatement les gouttes. On peut injecter sur un même point six ou sept gouttes à la fois. On malaxe légèrement la tumeur afin de favoriser le contact du perchlorure avec le sang ; sans cela, chaque gouttelette de perchlorure s'entoure d'une enveloppe de sang coagulé qui arrête toute action ultérieure, et l'on ne peut obtenir ainsi la coagulation complète du sang qui se trouve dans la tumeur. Si celle-ci n'avait pas acquis encore assez de consistance, il faudrait pousser quelques gouttes de perchlorure. On malaxerait de nouveau jusqu'à ce qu'on ait obtenu un caillot assez résistant.

On fait alors exécuter au piston un tour en sens inverse, et, la peau étant fixée solidement avec les doigts, on retire promptement la canule. Ce tour en arrière a été conseillé par M. Debout ; par ce moyen, le perchlorure contenu dans la canule est aspiré et ne peut plus se trouver en contact avec les tissus. Comme je l'ai déjà dit, la compression des artères doit être continuée dix minutes.

Si la solidification est complète, si les battements ont disparu, l'opération peut être regardée comme ayant entièrement réussi. Si, plus tard, les battements continuent, on peut recommencer à plusieurs reprises les injections sur d'autres points de la tumeur.

Phénomènes qui succèdent à l'injection. — Accidents.

Phénomènes locaux. — Au moment où l'injection pénètre dans l'artère, la plupart des malades ressentent une douleur assez vive produite par le contact du perchlorure avec les parois artérielles. Cette douleur, qui se dissipe en général très-vite, peut persister plusieurs heures ; mais elle ne doit pas être regardée comme un indice d'inflammation quand elle n'est pas trop forte. Vingt-quatre heures après, on remarque que la tumeur a subi une légère augmentation de volume, due à la formation de la virole plastique décrite par MM. Giraldès et Goubaux.

Inflammation et suppuration du trajet de la piqûre. — Ulcérations décrites par M. Gosselin. — L'inflammation et la suppuration du trajet de la piqûre surviennent lorsque, avant le retrait de la canule, on a négligé de faire exécuter au piston de la seringue le tour en arrière conseillé par M. Debout. Le perchlorure qui se trouve en petite quantité à l'extrémité de la canule, mis en contact immédiat avec le tissu cellulaire qui forme les parois du trajet, l'irrite et ne tarde pas à en provoquer l'inflammation et la suppuration.

Sur deux de ses malades M. Gosselin a été témoin de l'accident suivant : La tumeur s'est ulcérée au niveau de la piqûre. De petits corps noirs et assez durs fournis par les caillots dus à l'action du perchlorure se sont éliminés. L'ouverture s'est cicatrisée très-lentement et a présenté un bourgeon charnu très-rebelle aux cautérisations avec le nitrate d'argent, et même avec le fer rouge. M. Von Pitha signale ces ulcères sans s'y arrêter longuement ; ils n'ont pour inconvénient que de retarder un peu la guérison.

Après ces injections il peut se former des abcès péri-artériels et des thrombus, mais ces cas sont assez rares.

Je vais signaler un autre accident heureusement très-rare aussi, puisque je n'en ai trouvé qu'un cas. Dans l'*Union médicale* de 1865, tome XVI, on lit que, dans le cas d'un anévrysme artériel simple du pli du coude, M. Goyrand a fait deux injections de perchlorure. Après la seconde il est survenu une gangrène sèche de la main qui a été éliminée en totalité.

Quelle est la cause de cette gangrène ? — Le rétablissement de la circulation dans l'avant-bras prouve que ce n'est pas la solidification de la tumeur anévrysmale. Elle ne peut s'expliquer, suivant l'auteur que par une embolie résultant de la division d'un caillot à cheval sur la bifurcation de l'humérale à la seconde injection. Entraînés dans le courant des deux artères de l'avant-bras jusqu'au poignet où leur calibre n'a plus permis leur migration, ces caillots ont ainsi arrêté la circulation et déterminé ce terrible accident. Ce fait n'avait pas été signalé dans l'histoire des injections coagulantes.

Tout ce que je viens de dire concernant les injections de perchlorure de fer s'applique seulement à ce que nous sommes convenus d'appeler tumeurs cirsoïdes. Les varices environnantes, ainsi que l'a dit M. Decès, disparaissent après la solidification de la tumeur. Si ces varices artérielles existent seules, il n'y a rien à faire ; si par hasard, ce qui ne s'est peut-être jamais vu, elles donnaient lieu à des hémorrhagies, je crois que le traitement par les injections coagulantes serait aussi indiqué, et qu'il offrirait les mêmes chances de réussite que sur les tumeurs.

Que devient le caillot dans les tissus après les injections de perchlorure ?

Les expériences de MM. Giraldès et Goubaux nous ont appris que, lorsque l'on injecte du perchlorure de fer dans les artères, il se forme immédiatement un caillot primitif, caillot chimique. En quelques heures ce premier caillot est entouré et séquestré complétement par des caillots secondaires qui s'étendent très-loin en contractant des adhérences intimes avec les parois artérielles.

Il se forme autour de l'artère un dépôt de matière jaunâtre, d'apparence gélatineuse et constitué par de la lymphe plastique, c'est la virole plastique dont j'ai déjà parlé.

Cependant le caillot primitif change de couleur, jaunit, adhère intimement à l'artère et s'y enkyste profondément. Dès lors il n'exerce plus sur les parois artérielles l'action irritante d'un corps étranger et peut persister indéfiniment sans provoquer la moindre réaction. Quelquefois, tout en restant enkysté, il se ramollit et ce ramollissement n'est probablement que le commencement d'un travail de résorption.

Les caillots secondaires et la virole plastique s'atrophient graduellement et finissent par disparaître. La virole plastique ne laisse à sa place qu'un tissu cellulaire à mailles très-serrées.

En résumé, à la suite d'une injection de perchlorure de fer dans les artères on observe les phases suivantes :

1° Formation du caillot primitif,

2° Formation des caillots secondaires,

3° Formation de la virole plastique,

4° Enkystement du caillot primitif,

5° Disparition des caillots secondaires,

6° Oblitération de l'artère,

7° Disparition de la virole plastique, ces trois derniers phénomènes sont presque simultanés.

Comme on l'a vu, les caillots primitifs peuvent être éliminés, c'est en somme une circonstance heureuse, parce qu'ainsi disparaît la difformité causée par la présence du caillot dans les tissus.

Cependant ce caillot, qui n'est pas un danger pour l'économie, peut même se résorber dans certains cas.

Cette méthode ne présente en définitive presque pas d'inconvénients et elle offre des avantages signalés.

La guérison est très-prompte, la récidive de l'affection est impossible, l'opération ne laisse comme trace que celle d'une piqûre à peine apparente. Cette considération n'est pas à dédaigner lorsque la tumeur siége sur le visage ou sur une région découverte.

Enfin, si elle venait à échouer, rien n'empêche de recourir aux autres moyens curatifs dont j'ai parlé.

Suit un résumé de toutes les observations de varices artérielles traitées par les injections de perchlorure de fer que j'ai trouvées dans la science.

PREMIÈRE OBSERVATION.

Tumeur érectile de l'orbite, traitée sans succès par la ligature de la carotide et par des aiguilles rougies au feu, et guérie par l'injection d'une solution de lactate de fer, par M. Brainard, de l'Illinois (*Union médicale*, 1er septembre 1853.)

La tumeur avait succédé à une cause traumatique, mais M. Brainard pense qu'elle existait avant l'accident. Injection (8 grains de lactate pour 1 drachme d'eau distillée). Les battements, le souffle, disparurent, mais l'œil se vida. L'injection fut suivie d'une douleur très-vive à la région temporale, coloration de la face pendant quelques minutes, puis frisson suivi de nausées et de vomissements. Pendant toute la durée du traitement la tête avait été maintenue enveloppée dans des vessies, remplies d'un mélange réfrigérant. Guérison au bout de deux mois.

IIe OBSERVATION.

Note sur un cas d'anévrysme de l'artère ophthalmique guéri avec les injections de perchlorure, par M. Bourguet, d'Aix. (*Gazette médicale*, 1855.)

C'est le premier cas de l'application des injections de perchlorure de fer à l'anévrysme cirsoïde.

Jeune fille de douze ans. Chute d'un second étage. Six mois après l'œil droit devient plus saillant que l'autre. Petite tumeur pulsatile au côté interne de l'œil. Elle s'étendit du côté du nez et dans l'épaisseur de la paupière supérieure. Le coronal présente un sillon profond dans lequel la tumeur est en partie logée. Frémissement vibratoire dans toutes ces tumeurs disparaissant par la compression de la carotide. On entend un bruit de souffle continu avec redoublement. La compression des carotides fait cesser les battements, mais ils reparaissent peu de temps après, le sang étant rapporté par les vertébrales. Le tronc de l'artère ophthalmique paraît anévrysmatique. Exophthalmos considérable : vision presque totalement abolie.

Traitement. — Quatre séances d'électro-puncture, sans résultat. Injection de 7 gouttes de perchlorure de fer à 28°, les carotides étant comprimées. Les battements reparurent. Le lendemain, injection de 17 à 18 gouttes. Durcissement de la tumeur. Dix mois après l'injection, guérison complète. L'œil est rentré dans l'orbite.

Dans cette tumeur, dit M. Bourguet, on trouvait réunis : 1° l'anévrysme mixte formé par la tunique interne et l'externe; 2° l'anévrysme cylindroïde de Breschet; 3° l'anévrysme cirsoïde; 4° l'anévrysme sacciforme de Breschet.

Si on compare le résultat obtenu avec celui qu'on pourrait raisonnablement espérer par la ligature de la carotide, on reconnaîtra que celle-ci eût constitué une opération plus dangereuse et moins avantageuse. Du reste le sang serait revenu par les vertébrales, car la ligature ne s'attaque pas à l'intérieur de la tumeur comme les injections.

IIIe OBSERVATION.

Tumeur pulsatile traitée par les injections de perchlorure de fer. Résultat douteux. Observation incomplète par un chirurgien anglais, Erichsen. (*Gazette hebdomadaire*, 1858.)

Cette tumeur n'est pas absolument comparable à l'anévrysme cirsoïde, mais le chirurgien anglais l'en a rapprochée. Une servante de vingt-huit ans a au-devant du corps thyroïde une tumeur pulsatile qui s'est montrée à l'âge de seize ans. La tumeur est plus grosse qu'une tête de fœtus, sessile, étendue de l'os hyoïde à la partie supérieure du sternum. Latéralement elle atteignait les vaisseaux du rachis et enveloppait les vaisseaux carotidiens. Deux artères comme l'humérale rampent sous la peau du côté droit, une plus petite se trouve à gauche. La tumeur est molle dans quelques endroits, dure dans d'autres. On trouve à gauche deux tumeurs mobiles isolées de la masse principale.

Ligature des deux grosses artères à droite. — En même temps injection de perchlorure de fer suivant la méthode française (pesanteur spécifique 1.263). On répéta sept fois la même injection en différents endroits. Les pulsations diminuèrent.

Les ligatures tombèrent le huitième jour, il y eut hémorrhagie. Suture entortillée. Nouvelle injection (3 grammes). La pointe de la seringue se cassa, ce qui empêcha de multiplier les injections. Plus tard, quatre injections nouvelles. La maladie semblait prendre une marche favorable quand le malade quitta l'hôpital.

IVe OBSERVATION.

Anévrysme cirsoïde de l'artère temporale guéri par une injection de perchlorure de fer. Broca. (*Bulletin de la Société de chirurgie*, t. VIII, p. 227.)

Un homme de cinquante-quatre ans se heurta à la tempe en février 1857. Au mois de juillet tumeur molle, indolente, du volume d'un pois, au-dessus de l'oreille. Pendant deux mois, la tumeur augmenta. Au mois d'octobre des battements s'y montrèrent. La tumeur avait 6 centimètres de long, 3 de large, faisait saillie de 1 centimètre. Elle était molle, indolente, réductible, animée de très-fortes pulsations. Bruit de souffle intermittent. Elle était formée par les circonvolutions de l'artère temporale superficielle, dilatée et repliée plusieurs fois sur elle-même. La compression fut appliquée à plusieurs reprises pendant quinze jours. Les pelotes causant de la douleur, l'épiderme s'entama.

Le malade se décida à l'injection, la compression fut faite au-dessus et au-dessous de la tumeur, sur la temporale. La première fois le sang ne s'écoula pas par la canule ; peut-être l'artère avait été manquée, peut-être traversée de part en part. La canule fut laissée en place et une seconde ponction fut faite. Cette fois le sang artériel s'échappa. Quatre gouttes de solution furent injectées, M. Broca malaxa la tumeur pour disséminer le perchlorure dans les flexuosités artérielles. Au bout d'une minute, la masse parut prendre de la consistance. Elle était très-dure. Au bout de dix minutes tout battement avait cessé. L'injection n'avait produit qu'une cuisson légère et de courte durée. La guérison fut rapide. Un mois après on sentait une masse indurée tout à fait indolente.

Ve OBSERVATION.

Mémoire sur les varices artérielles des membres. Cocteau. (*Archives*, 1865.)

Varices artérielles des artères radiale et cubitale et des branches qu'elles fournissent à l'index et au médius. Injection de perchlorure de fer par M. Maisonneuve et M. Alph. Guérin. Perchlorure à 30°. Ligature de l'humérale. Amputation radio-carpienne. Trous en emporte-pièce ressemblant aux ulcères observés par M. Gosselin.

Lésions anatomiques. Petits foyers purulents et détritus gangréneux au niveau des points où ont été faites les injections. Peau et tissus sous-jacents formant un magma. Les veines contiennent aussi du sang coagulé. Les veines de la face dorsale de la main sont très-développées. Radiale épaissie, sinueuse, allongée, sans dilatations latérales ou sacciformes ; la cubitale présente des renflements en cul-de-sac, des dilatations ampullaires sur tout son trajet. Pas d'athéromes ni plaques crétacées. La tunique musculeuse semble surtout hypertrophiée. Les artères forment un plexus inextricable.

VIe OBSERVATION.

Cas de guérison d'un anévrysme cirsoïde pariétal gauche chez un enfant, par von Pitha. (*Mouvement médical*, 11 août 1867.)

M. Pitha cite un enfant qui portait un anévrysme intéressant les artères occipitale, auriculaire postérieure et temporale du côté gauche. Les circonvolutions étaient de la grosseur d'un tuyau de plume. Les artères temporale et occipitale offraient des ampoules du volume d'une noix. L'auriculaire était monstrueusement développée, violacée, présentant de violentes pulsations. M. von Pitha injecta du sesquichlorure de fer, et, après dix injections, il ne restait au malade qu'un peu de dilatation capillaire à l'angle postérieur du pariétal. (*Centralblatt*, 1865, n° 24.)

VIIe OBSERVATION.

Nouveau cas d'anévrysme cirsoïde, par le même (*Ibid.*).

Dans un anévrysme cirsoïde anastomotique de la tête, gros, pulsatile, oblong, s'étendant de l'oreille gauche jusqu'à un pouce de la suture sagittale et de la fosse temporale à la protubérance occipitale postérieure, indolent à la pression, M. von Pitha essaya longtemps la compression des artères afférentes temporale, auriculaire postérieure et occipitale, avec une amélioration faible et passagère. Alors, il injecta six gouttes d'une solution de sesquichlorure de fer (2 parties de sel pour 5 d'eau) en différents points de la tumeur. Il répéta six fois l'injection en seize jours. Dans le semestre suivant il fit encore douze injections analogues. Chaque fois, l'endroit correspondant de la tumeur devint dur et il se produisit une eschare qui finit par guérir. Au bout d'un an le malade sortit guéri. (*Centralblatt*, 1866, n° 20.)

VIIIe OBSERVATION.

Anévrysme cirsoïde du cuir chevelu guéri par des injections de perchlorure de fer, par M. Schuh (*Ibid.*).

Chez un homme de vingt-cinq ans, d'ailleurs bien portant, se développa à la suite d'un coup au côté gauche du crâne, au niveau du pariétal, une tumeur de la grosseur du poing, réductible par la pression, non douloureuse, très-élastique, offrant des pulsations sensibles à la vue et au toucher. Elle ressemblait à un segment de sphère. Dans cette tumeur affluaient tous les vaisseaux artériels de la tête, surtout l'artère temporale gauche. Tous étaient très-dilatés et variqueux. On entendait un fort bruit de souffle, aigu, sur le trajet de l'artère temporale gauche, et l'artère avait tracé un sillon sur les os correspondants.

Quoique, dans un cas semblable, après vingt-sept ans de persistance de la tumeur, M. Schuh eût observé une guérison spontanée, progressive, il craignit chez ce malade la rupture du sac et une hémorrhagie mortelle. L'injection d'un liquide coagulant lui parut indiquée. La position superficielle des vaisseaux dilatés et le voisinage de leur terminaison périphérique ne permettaient pas de craindre le transport des caillots. On injecta donc, en trois places diverses, et en comprimant soigneusement les vaisseaux afférents, cinq gouttes d'une solution de sesquichlorure de fer marquant 20° B. La tumeur durcit et diminua après quelques jours d'une manière frappante. Deux mois plus tard, les pulsations ayant reparu et la tumeur grossissant, on répéta l'opération. Elle reparut encore trois mois après. Deux injections furent pratiquées à intervalles rapprochés. Depuis lors, la guérison s'est maintenue. (*Centralblatt*, 1866, n° 23.)

IXe OBSERVATION.

Tumeur cirsoïde artérielle. Treize injections. Huit avant l'entrée à la Pitié. Cinq depuis. (Gosselin, *Mémoire inédit.*)

Raybaud Virginie vingt-cinq ans, entre à la Pitié le 1er juillet 1864. Depuis l'âge de six semaines, nævus à la face antérieure de la jambe gauche. A quinze ans, la tumeur devint le siége de battements isochrones à ceux du pouls. Il y a trois ans, ulcération irrégulière de la grandeur d'une pièce de 5 francs sur la tumeur, ulcération qui donna lieu à une quinzaine d'hémorrhagies assez abondantes. En juillet 1863, Michon fit une injection de perchlorure de fer au niveau de la tubérosité interne du tibia, diminution des battements; sept autres injections furent faites dans l'espace de trois mois, mais elles ne firent pas cesser les battements.

Aujourd'hui peau un peu violette au niveau de la partie supérieure de la jambe. Tumeur irrégulière, saillante de 1 centimètre, de 3 ou 4 centimètres de diamètre. On la sent battre distinctement et se soulever un peu à chaque pulsation artérielle. Les battements se font sentir bien au delà de la tumeur. La tumeur s'affaisse par la pression et reprend son volume dès que la pression cesse. Le stéthoscope fait percevoir un bruit de souffle continu avec renforcement à chaque pulsation cardiaque. La compression de la fémorale fait diminuer considérablement l'intensité des bruits et des battements. La main sent un frémissement vibratoire analogue à celui de l'anévrysme artério-veineux.

12 juillet 1864. Injection faite par Michon. Les battements ne disparaissent point. — 20 juillet. Nouvelle injection. On comprime encore l'artère fémorale.

1er août. Encore une injection. Les battements artériels diminuent beaucoup.

23 août. Deux nouvelles injections avec les mêmes précautions que les précédentes. Inflammation de la tumeur. Suppuration légère au centre. L'ulcération s'agrandit les jours suivants et devient large comme une pièce de 5 francs. Les battements sont encore sensibles à la partie externe de la tumeur.

12 octobre. Hémorrhagie. Amadou et perchlorure de fer en applications.

13 octobre. Hémorrhagie extrêmement abondante.

17 octobre. Nouvelle hémorrhagie, très-abondante; M. Reliquet, interne du service, pratique la cautérisation avec le fer rouge. Les jours suivants, les battements ont diminué beaucoup. — 3 novembre. La suppuration continue, les battements ont presque disparu; Michon et M. Gosselin attribuent ceux qui restent à une seule artère profonde qui n'a pas été oblitérée. A l'auscultation on n'entend plus les bruits de souffle.

8 novembre. On incise un petit clapier qui se trouve à la partie supérieure de la tumeur.

18 novembre. La plaie se cicatrise très-lentement; les battements ont reparu, ils soulèvent les bourgeons charnus à chaque pulsation.

6 février 1865. Les pulsations ont encore diminué de force. On n'entend plus aucun souffle. La malade marche depuis quelques jours, la plaie est protégée par une plaque de plomb, le bruit de souffle a cessé même dans l'artère fémorale.

25 avril. La malade sort avec une plaie de la grosseur d'une lentille. On sent encore quelques battements autour de la plaie.

20 mai. Cicatrisation complète. Les battements ne se sentent presque plus.

Xe OBSERVATION.

Tumeur cirsoïde artérielle avec varices artérielles du front. Hémorrhagies abondantes depuis dix ans. 4 injections de perchlorure de fer. Guérison. Petits ulcères bourgeonnants rebelles du 22 mars au 8 juillet.

Sogué Théodore, 39 ans, charretier, entre à la Pitié le 8 février 1867. Il a sur le front une tumeur érectile qui de temps en temps laisse couler du sang. Cette tumeur a été précédée par un nævus, qui disparut vers l'âge de 10 ou 12 ans. Il fait remonter sa tumeur à une dizaine d'années. De temps en temps elle donnait lieu à des hémorrhagies auxquelles il ne faisait pas autrement attention. Dans l'espace d'un ou deux ans la tumeur augmenta de volume et devint le siége de battements. Tout cela est venu spontanément, sans coup, sans chute. Ce sont les hémorrhagies seulement qui le décident à se faire traiter.

Le 11 février on constate les symptômes suivants : A la partie supérieure et médiane du front, où commence le cuir chevelu, existe une tumeur arrondie de 5 centimètres de large et faisant une saillie de 1 centimètre et demi. Vers cette tumeur comme vers un centre se rendent des vaisseaux dilatés. Les terminaisons des artères faciales à la racine du nez et les temporales sont surtout très-dilatées et très-flexueuses. Leur calibre est presque celui d'une plume d'oie.

La tumeur principale, bosselée à sa surface, présente une coloration générale un peu plus foncée que celle de la peau avoisinante. Elle disparaît par la pression mais se remplit dès qu'on enlève le doigt. On sent au-dessous l'os frontal un peu rugueux, il paraît comme creusé. Elle diminue notablement de consistance quand on comprime l'une des carotides, surtout celle du côté gauche. La main y fait sentir des battements ou plutôt des mouvements d'expansion correspondant aux pulsations radiales. A l'auscultation, souffle continu avec renforcements très-marqués. Le souffle a été intermittent, il est depuis continu avec redoublement. Les vaisseaux avoisinants se sont aussi creusé des dépressions dans les os. Par moments, frémissements vibratoires, thrill.

Pas de symptômes fonctionnels.

Les hémorrhagies sont assez abondantes pour amener la syncope si elles ne sont arrêtées de suite. Elles se produisent quelquefois pendant la nuit en un point quelconque de la tumeur. Les vaisseaux avoisinants n'ont jamais donné de sang.

Santé générale bonne.

Le 12 février. On injecte dix gouttes d'une solution de perchlorure de fer à 15°. Des aides compriment les deux carotides primitives et les artères qui entourent la tumeur. La compression est maintenue pendant 10 minutes. Les battements persistent un peu. Bandage compressif. Une douleur assez vive, qui a duré quelque temps, a suivi l'injection.

Le 15. Les varices et la tumeur ont diminué. Battements très-faibles. L'auscultation révèle un souffle intermittent.

1er mars. 2e injection comme la 1re fois des deux côtés de la tumeur. 12 gouttes. Douleurs très-vives persistant toute la journée.

Le 3. L'induration occupe toute la tumeur. Mais les pulsations reparaissent quelque temps après.

Souffle continu avec renforcements, mais presque intermittent par moments.

Le 13. 3e injection (12 gouttes). Douleurs vives. Œdème des paupières.

Le 16. La tumeur est dure, excepté sur un seul point.

Le 20. les varices ont complétement disparu.

Le 22. Au milieu de la tumeur, ulcération au centre de laquelle existe un caillot noirâtre de la grosseur d'un noyau de cerise.

Le 26 mars, le caillot s'est détaché. Bourgeons charnus, fongueux, cautérisés au nitrate d'argent.

Le 10 avril. Nouvelle petite ulcération. Pulsations très-nettes à la palpation dans un point.

Le 24. 4e injection (4 gouttes). Compression sur la temporale pendant 2 minutes.

1er mai. Nouvelle ulcération avec un caillot noirâtre au centre.

Le 20. Cautérisation des bourgeons au fer rouge, les jours suivants avec le nitrate d'argent.

5 juin. Nouvelle cautérisation au fer rouge sur l'ulcération qui persiste.

Le 5 juillet, la cicatrisation est complète.

Le malade sort ayant la tumeur solide, saillante de 2 ou 3 millimètres au plus. Pas de battements, pas le moindre bruit de souffle. Les vaisseaux avoisinants ne font pas de saillie, ils sont revenus à des dimensions normales.

XIe OBSERVATION.

Tumeur cirsoïde artérielle de la racine du nez.

Charles C..., teinturier, 27 ans, entre à la Pitié le 26 juillet 1867. (Salle St-Louis n° 49). Il raconte que vers l'âge de 2 ans il avait à la jonction du nez avec le front, une tache rosée large comme une lentille. Il y a six ans une tuméfaction notable se produisit à son niveau et augmenta peu à peu. Il n'est pas encore survenu d'hémorrhagie. mais la crainte de cet accident qu'on lui a dit être imminent et la difformité occasionnée par le volume de la tumeur l'ont décidé à consulter. Il s'est adressé d'abord à M. Tillaux, puis à M. Houel qui tous deux l'ont envoyé à M. Gosselin.

La tumeur occupe la racine du nez; placée à cheval sur la ligne médiane, elle s'étend d'un grand angle oculaire à l'autre. Elle a 4 centimètres de long sur 3 de large. Elle est séparée en deux lobes par un sillon transversal et sa saillie dépasse de plusieurs centimètres le niveau des régions voisines. A la partie supérieure, la peau est un peu rouge et ressemble à la peau des nævi. Elle disparaît par la pression et, après l'avoir affaissée, on ne sent pas sur le squelette, d'ouverture semblable à celle que donnerait un encéphalocèle. La réduction n'occasionne d'ailleurs ni céphalalgie ni étourdissements. Elle offre des pulsations appréciables à l'œil et qui soulèvent le doigt appliqué sur elle. Quand on comprime les deux carotides les battements disparaissent, de même quand on comprime les deux faciales à leur terminaison et les deux nasales à leur sortie de l'orbite; l'auscultation donne un souffle doux intermittent et accompagné parfois d'un léger piaulement.

Les artères faciales, si elles ne sont pas variqueuses, battent bien nettement depuis le bas de la tumeur jusqu'à 4 centimètres au-dessus. Il est évident qu'elles sont plus grosses qu'à l'état normal. Il en est de même des deux artères nasales.

M. Gosselin fait une injection de perchlorure, le 28 juillet 1867, avec deux seringues de Pravaz et, pendant qu'un aide comprime les deux nasales à leur sortie de l'orbite et les deux faciales à leur terminaison, de chaque côté il injecte 3 gouttes à 15°. La compression est continuée dix minutes. Douleurs pendant l'opération et tout le reste de la journée.

Le 5 août, la tumeur s'ouvre et laisse échapper de petits caillots noirs et fermes (cet accident ne s'est pas reproduit après les autres injections et il n'est pas resté d'ulcère rebelle).

Le 10 août. Injection avec une seule seringue, mais le liquide passe au-dessus du piston.

Le 19, nouvelle injection de 3 gouttes à 15°. Cette fois douleur vive, induration de la tumeur.

Le 26 août, la tumeur n'est plus pulsatile, si ce n'est aux deux extrémités de son diamètre transversal, et encore ne peut-on déterminer si les pulsations sont dues aux amas de vaisseaux ou seulement à la fin des artères nasales. Quoi qu'il en soit, injection de deux gouttes à droite avec les mêmes précautions.

Le 16 septembre. Injection de deux gouttes à gauche.

Le 3 octobre. Injection de 4 gouttes de ce même côté gauche où quelques pulsations ont reparu.

XIIe OBSERVATION, *recueillie par mon excellent collègue, M. Chevillion, interne de M. Désormeaux.*

Tumeur cirsoïde de l'artère ophthalmique, traitée par les injections de perchlorure de fer. Guérison.

Floquet (Louis), 33 ans, d'une constitution forte, nerveuse, entre à l'hôpital Necker, salle Saint-Pierre, n° 55, service de M. Désormeaux, le 6 janvier 1867. Pas de maladie antécédente, il s'est toujours très-bien porté; rien du côté de la famille.

Le 2 février 1866, à la gare Montparnasse, où il est employé comme camionneur, une caisse d'un poids considérable l'atteignit à la partie antérieure de la région temporale gauche, un peu en dehors de la partie externe de l'orbite. Renversé du coup, il vint tomber sur une grue en fer qui le frappa à la région pariétale droite et le rejeta sur le côté gauche. Malgré la violence du coup, il n'a pas perdu connaissance. Lorsqu'on est venu le relever, le sang sortait à flots de la narine et de l'oreille droites. Les deux yeux étaient sortis de l'orbite et pendaient sur les joues. Petite plaie insignifiante à la région pariétale droite; bosse sanguine, forte contusion à ce niveau.

Transporté immédiatement à l'hôpital Necker, on constate que l'œil droit est à moitié vidé. L'humeur aqueuse et l'humeur vitrée sont sorties presque en totalité. Le cristallin se présente à l'ouverture de la plaie qui est très-large et paraît intéresser à la fois la cornée et la sclérotique. L'œil gauche n'a pas de lésions très-graves. On opère la réduction. Antiphlogistiques. Sangsues à la tempe. Compresses d'eau fraîche, fréquemment renouvelées sur les yeux.

L'état général est d'ailleurs bon, et le 20 février, Floquet demande à sortir pour reprendre son service. L'œil droit est perdu. L'œil gauche est toujours plus saillant qu'à l'état normal. Exophthalmie évidente. La vue est d'ailleurs conservée de ce côté, quoique affaiblie. Les objets apparaissent encore assez nettement quoique entourés d'un brouillard. Injection de la conjonctive. A partir du 20 février jusqu'au 6 janvier 1867, époque à laquelle le malade rentre une seconde fois à l'hospice, la santé s'est maintenue bonne. La vue persiste toujours au même degré; mais l'exophthalmie a un peu augmenté, et fréquemment, surtout le matin et lorsque le temps est humide, conjonctivite de peu de durée, cédant généralement au bout de un ou deux jours à l'influence du repos et de quelques émollients.

A peu près à l'époque de sa sortie, Floquet s'aperçoit de l'existence d'une tumeur grosse environ comme un petit pois, siégeant à la partie interne de l'arcade orbitaire. De cette tumeur partait, au dire du malade, une grosse veine qui remontait vers le front. Rien de semblable n'existait auparavant. Vers le mois d'avril, Floquet ressentit pour la première fois de violents maux de tête. Il éprouvait également par moments des élancements douloureux, profonds, qui, partant de l'orbite du côté gauche, s'irradiaient dans les deux régions temporales. Au même moment, il éprouvait une sensation particulière, qu'il compara au bruit de va-et-vient de la fumée d'une locomotive.

Le 2 janvier 1867, à la suite d'un refroidissement, survient une nouvelle poussée inflammatoire, mais plus intense que les précédentes. Douleurs profondes s'irradiant autour de l'orbite. Paupières très-gonflées recouvrant l'œil à demi. Chémosis d'abord séreux, puis franchement inflammatoire, faisant hernie à travers le bord libre palpébral, et masquant presque entièrement la cornée. Injection considérable de la conjonctive. Larmoiement. Photophobie. Le gonflement s'étend du côté de la joue et du front. En pressant au niveau de la rainure orbito-palpébrale inférieure, on croit sentir un empâtement et une résistance profonde. Pouls fréquent, assez dur. Bouche amère, inappétence, insomnie.

M. Désormeaux diagnostiquant une phlegmon de l'orbite, enfonce un bistouri dans le point où l'empâtement est le plus considérable. Il ne sort que du sang et de la sérosité (cataplasmes, sangsues, une bouteille d'eau de Sedlitz). Le gonflement diminue de jour en jour. L'injection conjonctivale et le chémosis persistent mais à un bien plus faible degré. Enfin, le 18 janvier, l'œil a repris, au dire du malade, l'aspect qu'il avait avant la dernière poussée inflammatoire.

On s'aperçoit alors pour la première fois (jusqu'alors le gonflement et la rougeur s'opposaient à une exploration sérieuse) de l'existence de la tumeur dont nous parlions plus haut. A la moitié supérieure et interne de l'arcade orbitaire du côté gauche, existe une tumeur grosse environ comme une aveline présentant son plus grand diamètre dans le sens transversal, et s'étendant profondément en bas du côté gauche de l'orbite. De cette tumeur part, en haut, un vaisseau sinueux à parois épaisses, qui semble avoir creusé un sillon dans le frontal. Ce vaisseau, qui présente tous les caractères d'une artère, a le volume d'une plume d'oie. Il vient se perdre, dans sa partie supérieure, dans l'épaisseur des téguments. Au côté interne viennent aboutir plusieurs artères un peu moins volumineuses, mais présentant évidemment des pulsations isochrones au pouls. Enfin la région temporale est sillonnée de grosses veines, bien plus considérables que celles du côté droit. La tumeur offre des pulsations isochrones au pouls radial. Elle est le siége d'un mouvement très-prononcé d'expansion. Le stéthoscope permet d'y découvrir un bruit de souffle intermittent, d'intensité très-forte.

L'idée d'un anévrysme de l'artère ophthalmique se présentant naturellement à l'esprit, on explore l'œil avec soin, et on peut constater, qu'à intervalles isochrones au pouls, l'œil gauche se trouve soulevé en masse, et exécute un mouvement de projection en avant, sensible surtout à une pression modérée à travers les paupières. Le stéthoscope appliqué sur l'œil ne permet de constater aucun bruit de souffle. Le malade, interrogé à plusieurs reprises, affirme ressentir profondément des douleurs lancinantes pulsatives, revenant par instants et s'accompagnant d'une sensation particulière analogue à celle que produirait le balancier d'une pendule.

18 janvier. Les paupières plus gonflées qu'à l'état normal, ne recouvrent pas entièrement le globe de l'œil. Entre elles existe, à l'état de repos, un intervalle de 5 à 6 millimètres à travers lequel fait hernie le chémosis conjonctival qui dépend de la conjonctive du segment inférieur de l'œil. Exophthalmie évidente et dont on peut prendre une idée d'après l'écartement qui persiste entre les paupières à l'état de repos. Cornée intacte. La pupille exécute ses mouvements normaux de dilatation et de rétrécissement. Peut-être un peu de paresse de l'iris.

Le bruit de souffle, perçu par le stéthoscope appliqué sur la tumeur orbitaire, présente des caractères particuliers sur lesquels nous devons revenir. Le bruit de souffle est d'une intensité considérable, plus grande que dans un anévrysme ordinaire. Il est évidemment intermittent, mais il se prolonge beaucoup et, au premier abord, on serait tenté de le considérer comme continu; il se termine par une sorte de sifflement caractéristique.

La tumeur orbitaire n'est pas formée par la dilatation simple de la frontale, on sent manifestement qu'elle est constituée par la réunion d'un certain nombre de troncs artériels, peut-être d'une seule artère repliée sur elle-même et flexueuse. Quoi qu'il en soit, la consistance au palper n'est pas uniforme. On reconnaît des bosselures, des points plus ramollis, plus fluctuants les uns que les autres. On dirait que l'on a sous le doigt une tumeur variqueuse, on a la sensation d'un amas de sangsues. En un mot, la tumeur que nous étudions, paraît appartenir à cette variété d'anévrysmes que l'on appelle anévrysme cirsoïde, varice artérielle.

Nous avons déjà dit que la tumeur s'enfonçait dans l'orbite. Il est probable qu'elle se continue profondément avec une autre portion de tumeur encore enfermée dans la cavité orbitaire. Quoi qu'il en soit, on est en droit de se demander si la tumeur intra-orbitaire est de même nature que celle qui se trouve en dehors de l'orbite, ou si elle est constituée par un anévrysme simple de l'artère ophthalmique ou d'une de ses branches. Nous inclinons vers la première hypothèse.

Le globe oculaire est refoulé en avant et en bas. Les mouvements de latéralité s'exécutent bien. L'œil du côté droit ne pouvant être pris comme point de comparaison, il est très-difficile de savoir s'il y a strabisme. Quoi qu'il en soit, outre le trouble de la vision que nous avons déjà constaté, nous pouvons noter un aplatissement de la cornée bien évident; la chambre antérieure paraît diminuée de capacité, et concurremment avec ces lésions physiques qui doivent en être la cause, un degré manifeste d'hypermétropie. La prunelle est paresseuse. Interrogé avec soin, le malade affirme avoir toujours eu, avant l'accident, une vue excellente. La sensibilité extérieure du globe oculaire est normale.

19 février. Le bruit de souffle est manifestement continu avec renforcement, surtout quand on comprime un peu avec le stéthoscope. Frémissement évident sous le doigt.

Le 20 février. Injection de 8 gouttes de perchlorure de fer à 20°, au moyen de la seringue Pravaz, dans la partie interne de la tumeur. La compression est faite sur les artères autour de la tumeur et maintenue dix minutes après l'injection. Immédiatement la branche artérielle qui partait de la partie supérieure de la tumeur s'affaisse et n'offre plus de battements. Les battements et le bruit de souffle persistent, quoique affaiblis dans la tumeur.

Le 20 au soir. Les battements n'ont pas reparu dans l'artère frontale. Les deux tiers internes de la tumeur sont indurés. Battements profonds. Le tiers externe est mou, pulsatile. Violente tension dans l'orbite et la tempe, pendant deux heures après l'opération.

Le 21. Léger état fébrile, céphalalgie, pouls à 102. Douleurs profondes dans les deux orbites. Sensation d'un étau qui comprimerait les deux yeux.

Le 22. L'exophthalmie paraît diminuée. Etat général satisfaisant. Battements profonds. Induration dans la moitié interne de la tumeur. La moitié externe n'offre pas de modification appréciable.

Le 26 février. Examen ophthalmoscopique, par M. Wecker et M. Désormeaux avec l'ophthalmoscope de Follin. On constate simplement une dilatation considérable des veines de la rétine. La papille est peu manifeste. Rétine œdématiée.

Le 7 mars. Deuxième examen avec l'ophthalmoscope fixe de Cusco, par MM. Wecker, Perrin et Désormeaux. La papille est peu marquée. Elle est surtout indiquée par le point d'émergence des vaisseaux. Elle est pâle, d'une coloration blanc jaunâtre. Les vaisseaux décrivent, à partir du centre, une inflexion descendante, sur laquelle M. Wecker s'appuie pour admettre une hypertrophie de la papille œdématiée. Les veines sont très-dilatées; l'une surtout qui remonte à la partie supérieure de la rétine, offre des dimensions considérables. Les artères paraissent saines. A la partie inférieure de la papille il y a deux ou trois petits foyers hémorrhagiques.

Le 9 mars. Deuxième injection de perchlorure de fer. Douze gouttes. Elle n'a donné lieu à aucun accident. Pas de maux de tête.

Le malade est sorti guéri le 13 mai 1867. La tumeur avait beaucoup diminué, plus d'exophthalmie, plus de souffle.

Trois mois après, Floquet est revenu nous voir à l'hôpital. Il restait une petite induration au niveau de la tumeur. La vue était presque normale et il avait repris ses occupations.

REMARQUES. — Comme contre-indication à l'emploi des injections de perchlorure, je peux citer le cas de tumeur cirsoïde artérielle qui m'a été communiqué par mon collègue M. Lafont. Il s'agit d'un jeune homme de 19 ans, entré à l'hôpital Saint-Antoine (service de M. Broca, remplacé par M. Guéniot). Ce malade porte dans la région temporo-pariétale droite une tumeur cirsoïde considérable. A sa surface existent deux eschares, l'une au centre de la tumeur, l'autre au-devant de l'oreille, résultant d'une application de caustique faite par un berger guérisseur. M. Guéniot avait pensé à l'emploi des injections, mais une hémorrhagie survenue le 17 septembre l'a forcé à pratiquer, le jour même, l'extirpation de la tumeur. Vingt ligatures furent appliquées. L'opération dura plus d'une heure. La perte de sang fut évaluée à 1,200 grammes. Le malade est en voie de guérison.

Mon collègue M. Foucaut, interne de M. Marrotte, m'a communiqué un cas d'anévrysme cirsoïde remarquable par son siége inaccoutumé. Le malade est boulanger, 34 ans, très-robuste. Il présente, entre la colonne vertébrale et la pointe de l'omoplate gauche une tumeur animée de battements isochrones au pouls. Souffle continu rémittent. A droite existe une tumeur parfaitement symétrique et présentant les mêmes caractères que celle de gauche. De ces tumeurs partent des artères dilatées et flexueuses. Le malade raconte que ses camarades lui ont plusieurs fois dit, qu'au fort du travail, cette partie enflait, battait fortement et même devenait violacée.

CONCLUSIONS

I. — Je rejette le nom d'anévrysme cirsoïde pour accepter ceux de tumeur cirsoïde et de varice artérielle.

II. — Il est possible que, dans la tumeur cirsoïde, les artères communiquent avec les veines ; ce point demande de nouvelles recherches. Le sang n'a aucune tendance à se coaguler dans les varices artérielles.

III. — Les varices artérielles succèdent très-souvent à une violence extérieure.

IV. — Dans les tumeurs cirsoïdes le bruit de souffle est tantôt intermittent, tantôt continu saccadé. Il n'est pas un très-bon signe pour le diagnostic différentiel avec l'anévrysme artério-veineux.

V. — La tumeur cirsoïde peut dériver d'une tumeur érectile artérielle. Les battements servent à les différencier. La tumeur érectile n'est pas une tumeur pulsatile.

VI. — Autour des tumeurs cirsoïdes il y a presque toujours des varices artérielles.

VII. — J'admets l'existence des tumeurs cirsoïdes dans la cavité orbitaire.

VIII. — La tumeur cirsoïde est une affection qui compromet les jours du malade.

IX. — Il faut respecter les varices artérielles proprement dites, à moins qu'il ne survienne des hémorrhagies (chose extrêmement rare).

X. — La méthode par excellence dans le traitement des tumeurs cirsoïdes est celle des injections coagulantes.

XI. — Si cette méthode ne réussissait pas, on aurait recours à la ligature ou à l'instrument tranchant.

XII. — La ligature de la carotide est très-dangereuse dans les tumeurs cirsoïdes de l'orbite. D'ailleurs elle n'attaque pas directement la tumeur. Le sang lui sera fourni de nouveau par les vertébrales.

XIII. — Les varices artérielles périphériques disparaissent quand la tumeur cirsoïde est oblitérée.

XIV. — Par les injections de perchlorure. la guérison est très-prompte, la récidive impossible et l'opération ne laisse pas de trace.

PARIS — IMP. DE VICTOR GOUPY, RUE GARANCIÈRE, 5

www.ingramcontent.com/pod-product-compliance
Lightning Source LLC
LaVergne TN
LVHW050457160826
845677LV00003B/812

* 9 7 8 2 3 2 9 6 6 7 7 6 8 *